AF468542

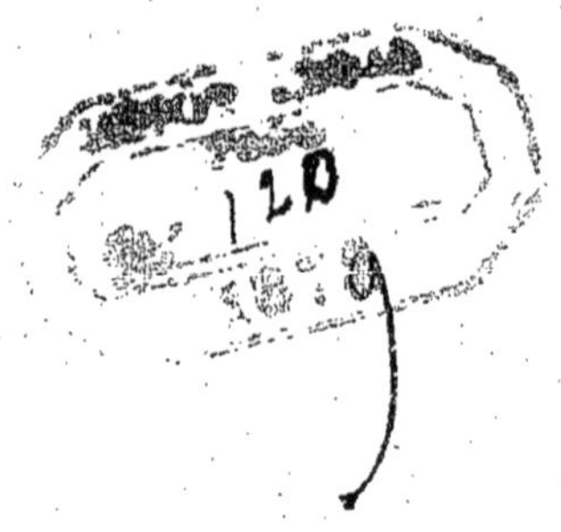

NOTICE

SUR

UNE ÉPIDÉMIE

DE FIÈVRE TYPHOIDE

(AQUA)

SAINT-CLAUDE

IMPRIMERIE DE Ve ÉNARD

1879

NOTICE

SUR

UNE ÉPIDÉMIE

DE FIÈVRE TYPHOIDE

AQUA

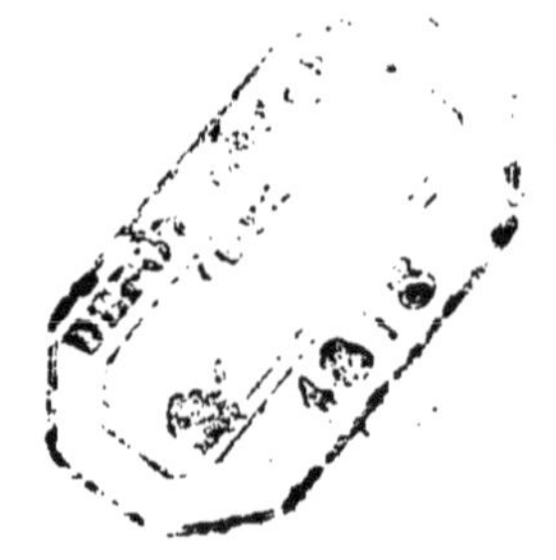

NOTICE

SUR

UNE ÉPIDÉMIE DE FIÈVRE TYPHOIDE

AQU

Le petit hameau de Noire-Combe est placé dans une situation exceptionnelle, au milieu d'une des gorges profondes du haut Jura. Installé sur le flanc de la montagne qui s'élève comme une muraille sur la rive gauche de la Bienne, à deux cents mètres au-dessus du fond, à quatre cents mètres au-dessous du sommet, il est presque inabordable et absolument en dehors de la circulation.

Les données géologiques, fournies en ce point par la configuration du sol, sont particulièrement intéressantes. Le travail des glaciers et les affouillements des eaux ont largement découpé la montagne et mis à jour avec une netteté lumineuse une portion de la série des couches jurassiques.

Au tiers de la hauteur de la montagne existe comme un immense escalier dressé à pic au-dessus du fond de la vallée ; sur ce gigantesque redan quatorze maisons sont groupées et habitées par environ quatre-vingts personnes de tout âge. C'est là le hameau de Noire-Combe ; c'est là qu'une épidémie de fièvre typhoïde a éclaté, dans une vallée à huit cents mètres au-dessus du niveau de la mer et constamment balayée par les vents. Un quart des habitants a été atteint; vingt malades ont réclamé mes soins. Qu'on se figure une semblable proportion dans un grand centre; à Lyon, par exemple, on aurait quatre-vingt mille malades !.

J'ai été appelé pour la première fois à Noire-Combe, le 4 octobre 1878, auprès d'un homme (le malade A) atteint de fièvre typhoïde. Cet homme était alité depuis déjà une douzaine de jours. Tout récemment revenu de l'armée où il avait pris part aux grandes manœuvres, il était arrivé au pays brisé de fatigues et ressentant déjà les prodromes de la période d'invasion. Depuis ce moment, la maladie avait évolué sans que nulle médication ait pu la modifier dans sa marche; elle se présentait à moi étant déjà parvenue à la fin du second septennaire et accompagnée des symptômes caractéristiques: stupeur, taches rosées, etc. (Voir obs. A).

Je m'empresse de dire ici que pas un seul cas de fièvre typhoïde n'avait été signalé depuis longtemps dans un rayon étendu.

Quinze jours plus tard, le malade A étant très-amélioré, je suis rappelé auprès d'une femme (la malade B) habitant la maison voisine : mêmes symptômes, même diagnostic. Puis successivement je suis rappelé encore auprès des malades C., D., E., etc.....; l'épidémie se manifestait, frappant indistinctement les hommes, les femmes, les adultes et les enfants.

Je place ici la série des observations que j'ai recueillies au sujet de chacun de mes malades; non pas des observations complètes et détaillées à la façon de celles qui sont rédigées dans les hôpitaux ou pour les clients que l'on a sous la main, la chose est impossible dans le cas présent; je me suis simplement borné à reproduire mes notes de visites. Elles en disent assez pour établir suffisamment les diagnostics et donner sa place à chaque malade.

I

A. 26 ans, lymphatique, tombe malade deux jours après son retour de l'armée. Frissons, vomissements bilieux, céphalalgie intense, etc.; reste huit jours alité sans réclamer de soins médicaux. Le neuvième, le délire survient, effraye les parents et je suis mandé. Pouls 120°, température 40°. Langue très-rouge à la pointe, face vultueuse, subdelirium, quelques taches rosées sur le ventre, redoublements et frissons tous les soirs.

Diagnostic : Fièvre typhoïde.

Traitement : Eau de sedlitz un verre chaque matin; sulfate de quinine 0.50 dans la journée. Limonade vineuse, bouillon, thé. Ce traitement est institué pendant huit jours, au bout desquels l'amélioration est sensible. Sulfate de quinine 0.20 chaque matin pendant dix jours, alimentation progressive, guérison après convalescence très-longue.

II

B. Femme de 25 ans, qui habite la maison voisine du malade A, s'est alitée vingt jours après lui. Maladie complétement caractérisée, état cérébral, délire. Le pouls monte à 115°, la température à 40°. Quelques taches rosées, diarrhée abondante.

Diagnostic : Fièvre typhoïde.

Traitement : Amélioration rapide obtenue par les évacuants et le sulfate de quinine. Convalescence longue, sensibilité extrême de l'estomac et de l'intestin qui occasionne des rechutes dès qu'on cherche à nourrir le malade avec des aliments solides. Vin de quinquina, laït coupé de thé, bouillon froid, thé de viande. Guérison.

III

C. Jeune fille, 16 ans. Affection beaucoup moins grave que chez les précédents; mais malgré l'atténuation des symptômes, il est cependant évident que l'organisme a été atteint profondément. Etat nauséeux, langue saburrale, somnolence, diarrhée persistante, redoublement chaque soir.

Diagnostic : Fièvre typhoïde.

Traitement : Le vomitif donné au début provoque une abondante exonération bilieuse. Le pouls tombe de 100° à 80° ; mais l'état général reste mauvais. Les fonctions sont languissantes, l'estomac est incapable de digérer ; quelques doses de vin de quinquina additionné de noix vomique restent sans effet, et il faut en venir au sulfate de quinine pour soulager la malade. La convalescence arrive à la fin de la cinquième semaine, la maladie témoignant ainsi de sa malignité par sa durée.

IV

D. Jeune homme de 24 ans, tempérament lymphatique; sujet frêle et déprimé par l'excès de travail et la nourriture insuffisante. L'affection débute avec une grande violence : céphalalgie très-intense, vomissements, frissons, diarrhée, gargouillements dans la fosse illiaque droite, adynamie, délire, taches rosées, sudamina. La température monte à 41°.

Diagnostic : Fièvre typhoïde.

Traitement : Sulfate de quinine, extrait de quinquina, thé, vin, bouillon, etc. La guérison est obtenue, mais à grand'peine; le malade est devenu d'une maigreur épouvantable. Deux mois après le début, les fonctions digestives sont toujours aussi lentes. Convalescence très-longue.

V

E. Vieille femme, 64 ans, peu malade en apparence. Légères douleurs de tête avec vertiges, état saburral. Au premier examen, on croirait avoir affaire à un embarras gastrique simple, mais l'ipéca et le sulfate de magnésie sont insuffisants pour rétablir les fonctions digestives.

L'innappétence persiste, la tête reste pesante, quelques frissons erratiques apparaissent le soir, il y a un peu de diarrhée; cependant le pouls et la température sont à peine au-dessus de la normale.

Diagnostic : Embarras gastrique persistant.

Traitement : Il faut encore en venir au sulfate de quinine dont l'action est très-nette, mais dont il est nécessaire de continuer l'usage à petites doses pendant deux semaines. Après quarante jours seulement, la malade peut accepter des aliments solides et reprendre sa vie habituelle; du reste elle n'a pas été alitée un seul jour.

VI

F. Un homme de 35 ans, d'une bonne constitution. La maladie débute avec ses symptômes ordinaires : frissons, céphalalgie, vomissements, etc.; mais dès les premiers jours, les forces sont anéanties et la fièvre revêt le caractère adynamique. Le malade est si faible qu'il glisse sur la déclivité de son lit sans pouvoir se maintenir sur le traversin. Fuliginosités, quelques taches rosées très-discrètes; pendant la troisième semaine, tympanite et cystite.

Diagnostic : Fièvre typhoïde.

Traitement : Evacuants à petites doses, eau de Montmirail un verre chaque matin, sulfate de quinine 0.50 par jour; contre la tympanite, quelques perles de térébenthine, bouillon, eau vineuse. Convalescence au bout de deux mois.

VII, VIII, IX

G. H. I. Enfants du précédent, trois filles de 5, 7 et 9 ans. Ces enfants, qui vivent et couchent dans la chambre habitée par leur père malade, sont atteintes toutes trois de la même manière. L'affection chez elles reste modérée. Langue blanche, très-rouge à la pointe; vomituritions bilieuses, redoublements tous les soirs, diarrhée persistante. Le pouls monte à 100°, et la température à 39° 1/2.

Diagnostic : Fièvre muqueuse.

Traitement : Potions avec extrait de quinquina, convalescence à la fin de la quatrième semaine, mais les fonctions digestives sont lentes à se rétablir.

X

K. Un homme de 40 ans, très-robuste, légèrement atteint; cependant la nature du mal s'affirme encore ici par sa durée. Pendant un mois, céphalalgie intermitente irrégulière; frissons erratiques, diarrhée, fièvre très-légère.

Diagnostic : Embarras gastrique, névralgies.

Traitement : Sulfate de quinine à petites doses après l'emploi d'une limonade stibiée. Après vingt-cinq jours, la tête se dégage, la langue se dépouille et les aliments demi-solides peuvent être tolérés.

XI

L. Enfant de 5 ans, bien constitué, affection à forme classique, état cérébral, fuliginosités, taches rosées en abondance; la température monte à 41° et le pouls à 140°. Stupeur pendant douze jours.

Diagnostic : Fièvre typhoïde.

Traitement : Légers évacuants, sirop de chicorée, sulfate de quinine en lavements, potions avec extrait de quinquina, musc, vésicatoires aux deux jambes. Convalescence à la septième semaine, guérison complète très-tardive.

XII

M. Homme, 24 ans, très-robuste. Frissons, vomissements, céphalalgie, vertiges, diarrhée extraordinaire, fièvre modérée. Les forces sont conservées presque tout le temps. Vin de quinquina, bouillon, thé, lait; quelques lavements créosotés. Guérison tardive, après laquelle subsiste une grande susceptibilité intestinale.

XIII

N. Frère du précédent, 20 ans. Fièvre très-intense. Le pouls monte à 130°, la température à 41°. Taches rosées, sudamina, fuliginosités. La maladie va en s'aggravant jusqu'à la cinquième semaine; délire du vingt-cinquième jour au trente-cinquième, prostration complète, soubresauts des tendons.

Diagnostic : Fièvre typhoïde.

Traitement : Eau de Montmirail, demi-verre chaque matin, sulfate de quinine 0,50 par jour, extrait de quinquina, musc. Lavements créosotés, quelques lotions froides mal faites, vin, bouillon, thé vert. Guérison rapide à partir du cinquantième jour.

XIV, XV

O., P. Deux jeunes filles, 13 et 15 ans, les deux sœurs des précédents que l'on peut rapprocher dans une relation aussi superficielle; couchées dans la même chambre et dans le même lit, elles ont présenté les mêmes symptômes. Fièvre violente. Le pouls monte à 120° et la température à 40°. Taches rosées assez nombreuses, sudamina. Chez ces deux malades, presque au même moment, des accidents se manifestent du côté de l'abdomen ; il se produit de la tympanite, la paralysie de l'intestin et la suppression du flux diarrhéique.

Diagnostic : Fièvre typhoïde.

Traitement : Vin chaud, infusion de thé vert, usage continu de la magnésie calcinée, sulfate de quinine. La guérison se fait attendre longtemps, et après la dixième semaine, les fonctions intestinales sont encore mal rétablies.

Les quatre derniers malades, M., N., O., P., habitaient la même chambre : ce sont eux qui ont été atteints de la manière la plus grave ; ils ont évidemment subi l'influence de cette fâcheuse installation ; ils ont réagi les uns sur les autres, constituant un véritable foyer d'infection.

XVI

Q. Encore une sœur des précédents. Cette femme habite une maison isolée, à deux kilomètres de Noire-Combe ; elle est venue donner des soins à ses frères et sœurs. Atteinte à son tour, elle retourne chez elle et reste alitée pendant un mois. Fièvre modérée, céphalalgie persistante, diarrhée, redoublements très-caractérisés tous les soirs.

Diagnostic : Fièvre gastrique rémittente.

Traitement : Ipéca stibié, vin de quinquina, sulfate de quinine. Convalescence à la cinquième semaine.

XVII

R. Un homme de 39 ans, mari de la précédente, subit la contagion sans être allé à Noire-Combe, par le simple voisinage de sa femme. Embarras gastrique, névralgies régulières quotidiennes, insomnies, fièvre légère.

Diagnostic : Etat bilieux, névralgies.

Traitement : Eau de sedlitz, vin de quinquina.

XVIII

S. Femme de 65 ans, assez gravement atteinte. Pouls, 110°, température 40°. Eruption de sudamina, tympanite légère, diarrhée abondante.

Diagnostic : Fièvre typhoïde.

Traitement : Thé vert, vin, bouillon, un peu de sulfate de quinine, quelques perles de térébenthine contre la tympanite. Convalescence après la septième semaine.

XIX

T. Homme de 45 ans. Affection légère, mais longue ; malaise général et mal défini. Céphalalgie, diarrhée, etc.

Diagnostic : Fièvre gastrique bilieuse.

Traitement : Emeto-cathartique, boissons sudorifiques, vin de quinquina. Le sulfate de quinine, administré en dernier lieu à titre de pierre de touche, amène un soulagement rapide. Durée, un mois.

TABLEAU RÉCAPITULATIF

MALADES	SEXE, AGE	SYMPTÔMES	DIAGNOSTIC	DURÉE EN SEMAINES
A	H 26	Vomiss., céphalal., *taches rosées*, delire, P. 120°, T. 40°.	Fièv. typh.	7
B	F 25	Vomiss., céphal., *taches rosées*. P. 115°, T. 40°.	Fièv. typh.	7
C	F 16	Emb. gastr. P. 100. T. 38° 5, rémitt.	F. r. gast.	5
D	H 24	Frissons violents., *taches rosées*. T. 40°	Fièv. typh.	8
E	F 64	Frissons errat. Emb. gast. persist. Diar.	F. gast. bil.	6
F	H 34	Fièvre intense. Adynamie, *taches rosées* tymp., cystite.	Fièv. typh.	8
G	F 5	Fièv. lég., vomiss., diarr. Langue rouge	Fièv. muq.	4
H	F 7	Id. Id. Id. Id.	Id.	4
I	F 9	Id. Id. Id. Id.	Id.	4
K	H 40	Névralgie. Diarrhée.	Emb. gast.	4
L	H 5	Fièvre intense, accidents cérébraux, *taches rosées*.	Fièv. typh.	6
M	H 24	Fièvre modérée, diarrhée extraordin., rémittence.	F. r. gast.	6
N	H 20	Fièvre violente. P. 130°, T. 41°, *taches rosées*, sudamina, soubresauts.	Fièv. typh.	8
O	F 13	Fièvre violente, P. 120°, T. 40°, tympanite, *taches rosées*.	Fièv. typh.	8
P	F 15	Fièvre violente, P. 120°, T. 41°, tympanite, *taches rosées*.	Fièv. typh.	8
Q	F 23	Fièvre modérée et persistante, diarrhée, rémittence.	F. r. gast.	4
R	H 35	Fièvre légère, céphal. persist., insom.	Emb. gast.	4
S	F 65	Fièvre intense, *taches rosées,* tympan.	Fièv. typh.	7
T	H 45	Fièvre légère, état nauséeux, vomissem. bilieux.	F. b. gast.	4

En somme, il m'a été donné d'observer dix-neuf malades dans le hameau de Noire-Combe pendant les mois d'octobre, novembre et décembre 1878. Il suffit de parcourir les notes prises sur chacun d'eux, ou pour aller plus vite de jeter un coup d'œil sur le tableau plus abrégé pour reconnaître que que nous avons eu à combattre une affection à forme épidémique dont la gravité se révèle sinon par les suites puisque nous n'avons pas eu de mort à déplorer, du moins par la durée, la persistance des accidents.

Dans les montagnes du Jura, sur les hauts plateaux purifiés par les vents, les épidémies sont peu fréquentes et quand elles se produisent, elles sont toujours peu graves et de courte durée. La fièvre typhoïde en particulier fait de rares apparitions et si quelques cas isolés sont signalés de temps à autre, on n'a pas souvenir que cette affection ait jamais révélé d'une façon bien nette son génie contagieux.

Le petit village de Noire-Combe est au milieu d'une région saine entre toutes, dans une position particulièrement favorable en apparence. Les habitants jouissent d'une aisance relative; l'intérieur des habitations est propre et satisfait plus qu'ailleurs aux règles élémentaires de l'hygiène. Les meilleures raisons se groupent naturellement dans l'esprit de l'observateur pour qu'une épidémie qui a atteint le quart des habitants soit remarquable et remarquée. Nous l'étudierons surtout au point de vue de l'étiologie; quelques mots suffiront pour ce qui regarde le diagnostic et le traitement d'une maladie dont la description est devenue une banalité.

Etiologie

Dans l'histoire de nos malades, deux points méritent spécialement notre attention. Le début et la multiplicité des cas.

Le début est caractéristique, un soldat (le malade A) rentre dans ses foyers, il s'alite le jour de son arrivée, il a la fièvre typhoïde. Le diagnostic n'est pas douteux, la maladie se présente avec sa forme classique : pétéchies, gargouillements de la fosse iliaque droite, stupeur, etc. Quinze jours plus tard, tandis que ce premier malade est en traitement, une voisine (la malade B.) est atteinte de la même manière et à partir de cette époque, pendant trois mois, les cas vont en se multipliant au point d'atteindre un habitant sur quatre. Il serait, je crois, difficile de fournir une preuve plus lumineuse du génie contagieux de la fièvre typhoïde.

Je dois dire que pour moi, dans le langage ordinaire, les deux termes : contagieux et épidémique, représentent des nuances tellement légères qu'il peut m'arriver de les employer comme synonymes. D'une manière générale, on peut affirmer qu'une affection est épidémique jusqu'au jour où l'on découvre le contagium. La gale était certainement une maladie épidémique avant la découverte du sarcopte. Cette parenthèse fermée, il reste un fait sur lequel j'insiste : la maladie a été importée dans un désert, dans un pays perdu, sur un rocher inaccessible.

Voilà pour l'origine, elle n'a rien qui doive surprendre, chacun de nous a la mémoire d'observations qui témoignent que la fièvre typhoïde est transmissible; le cas particulier est plus net que les autres, il est mieux fait pour entraîner la conviction, voilà tout.

Arrivons maintenant à ce que nous pouvons nommer la période d'état de l'épidémie; c'est là le point le plus intéressant en ce qu'il pourra nous conduire peut-être à des conclusions pratiques, ou tout au moins à nous suggérer une hypothèse sur le mode de transmission, de diffusion de la maladie.

Ainsi que je l'ai dit plus haut, l'épidémie de Noire-Combe

est surtout remarquable par le nombre des malades; nous sommes en présence d'un fait anormal qui doit avoir une cause exceptionnelle. Comment cette population si saine de montagnards a-t-elle été atteinte dans une si grande proportion? Les conditions d'insalubrité, que l'on signale le plus souvent dans les observations sur le même sujet, manquent complètement; rien qui ressemble à ce que l'on voit dans les hôpitaux, dans les camps. Point d'agglomération funeste, pas de dépression morale chez les malades. Pendant que la maladie sévissait, la neige, le grand purificateur de l'atmosphère, a tamisé à plusieurs reprises l'air déjà si pur de la contrée. La terre en a reçu une couche de quatre-vingts centimètres. Quel était donc le mécanisme de la contagion? Je n'ai pas la prétention de l'avoir trouvé, mais j'ai été conduit à une hypothèse admissible et je vais l'exposer.

La source où les habitants de Noire-Combe vont puiser l'eau nécessaire aux besoins journaliers est souilllée par des infiltrations chargées de principes organiques en putréfaction. La situation topographique du village, la constitution géologique du terrain ne laissent aucun doute à ce sujet, enfin l'analyse des eaux a donné à plusieurs reprises des traces d'hydrogène sulfuré.

Un schema, quelque grossier qu'il soit, remplace avantageusement la description la plus laborieuse; j'ai essayé d'en tracer un. (Voir le schema) (1).

Il est évident que les habitations reposent directement sur les assises du Portlandien supérieur; ces assises dites à fucoïdes sont perforées d'une infinité de canaux où l'on re-

(1) Par une coïncidence curieuse et intéressante, il se trouve que le massif corallien indiqué sur le schema est justement celui où notre savant compatriote, M. Guirand, a eu le talent de recueillir la belle collection de fossiles que l'on admire sous les vitrines du musée de Lyon.

trouve les traces de plantes marines emprisonnées dans la roche en formation. Le sol constitue ainsi un crible naturel qui laisse librement passer les eaux de pluie jusqu'au niveau de la nappe qui alimente les sources dont les griffons émergent à quelques mètres au-dessous de la terrasse naturelle où le village est installé.

A Noire-Combe, comme dans la plupart des villages, les notions d'hygiène les plus simples sont encore inconnues. Chaque habitant entretient avec soin un tas de fumier devant sa porte, et ce fumier est le réceptacle des déjections de toutes natures. De là s'échappent comme d'une source empoisonnée de petits ruisseaux de purin, qui glissent sur la roche marneuse et disparaissent dans les fissures du sol, entraînant jusqu'aux fontaines des résidus toujours putrides et qui peuvent être infectieux.

Cet état de choses est évidemment déplorable et l'on peut affirmer, en employant une expression risquée, mais matériellement vraie, que les habitants de Noire-Combe boivent indéfiniment la même eau. On conviendra que dans le cas particulier la courbe parcourue par la circulation de la vie est un peu courte.

Faire enlever les fumiers qui s'étalent devant les portes, c'est là un de ces rêves de rénovation sociale qui séduisent au premier abord, mais dont la réalisation est plus difficile qu'on pourrait le croire. Le plus court serait peut-être que l'administration fît exécuter dans ce but une mission bottée; mais a-t-on le droit de faire le bonheur des gens malgré eux? Quoiqu'il en soit, j'ai invité les habitants de Noire-Combe à s'approvisionner à une source d'un abord plus difficile, dont le griffon n'a jamais été capté, mais qui émerge au-dessus du village. Ils ont bien voulu me croire et de ce moment l'épidémie a cessé.

BIBLIOTHÈQUE NATIONALE R.F. IMPRIMÉS

Ai-je été victime d'une illusion due à une coïncidence? C'est bien possible et je me garderai bien de conclure; ce serait imprudent et absolument contraire à la méthode, mais il me reste le droit de formuler des probabilités et de dire :

1° Le contagium de la fièvre typhoïde existe probablement dans les déjections des malades comme cela a déjà été avancé pour le choléra ;

2° Le contagium de la fièvre typhoïde paraît pouvoir résister à la fermentation putride;

3° Les eaux peuvent lui servir de véhicule et d'introduction chez un sujet sain;

4° La multiplicité des cas observés à Noire-Combe trouve une explication plausible, si l'on admet que le contagium a été ingéré avec les eaux.

En parlant d'étiologie, je me suis borné étroitement au cas particulier et j'ai évité avec soin les considérations générales : je crois rester ainsi dans mon modeste rôle. Chacun apporte à l'édifice une pierre grosse ou petite, je me borne à un grain de sable. Au point où en est à l'heure actuelle la question des maladies infectieuses, il est prudent de ne pas se lancer dans la polémique, il reste seulement au praticien le devoir de fournir des observations dans l'espoir d'inspirer des expériences. Les bactéridies du charbon, les vibrions et les corpuscules de la septicémie ont ouvert la voie ; à bientôt peut-être la description et le *modus vivendi* de la monade, qui est le germe du typhus.

Diagnostic

De ce qui précède, il paraît résulter qu'il existe un contagium inconnu dans sa forme et sa manière d'être, mais qui révèle sa présence par le mode de diffusion de la maladie.

Mais si la maladie est une, les malades sont loin de se ressembler, soit que la dose de poison ne soit pas la même pour tous, soit que chacun d'eux représente un terrain différent pour *la culture* du contagium.

Déjà, à plusieurs reprises pendant mon long stage dans les hopitaux, j'ai pu me convaincre de cette vérité. Dans les services militaires en particulier, lorsque l'infection avait pénétré dans les casernes de la ville et que les fiévreux envahissaient nos salles, il était facile de voir que la cause morbide était unique, mais que les malades se classaient suivant une longue gamme, depuis le plus gravement atteint, couvert d'une éruption confluente de pétéchies (typhus de Graves), jusqu'au plus favorisé dont l'affection sans caractère était désignée sous la rubrique : état bilieux.

Chez tous ces malades cependant, les fonctions organiques étaient déviées pour longtemps, et la durée de la convalescence était la caractéristique qui permettait de les grouper.

A Noire-Combe, les choses se sont passées de la même manière; parmi les dix-neuf malades dont j'ai recueilli l'observation, la plupart ont présenté les symptômes classiques de la fièvre typhoïde; mais quelques-uns ont assez bien résisté à l'infection pour qu'on ne puisse les faire entrer dans le cadre de l'épidémie qu'en tenant compte des conditions générales dont ils subissaient l'influence.

Traitement

Les procédés thérapeutiques contre la fièvre typhoïde sont très-variés, et cela doit être, puisque l'affection est susceptible d'évoluer de tant de manières. Peut-être arrivera-t-on un jour, sinon à découvrir un spécifique, du moins à instituer une médication spéciale, lorsqu'on aura isolé le contagium et que l'on connaîtra son mode d'existence; jusque-là, le plus sage consiste à soutenir le malade dans sa lutte contre la maladie.

Deux grandes indications s'imposent presque constamment au praticien : 1° Débarrasser le tube digestif des matières empoisonnées qui empêchent ses fonctions et qui pourraient être résorbées, en ayant la main assez légère pour ne pas irriter l'intestin le plus souvent déjà ulcéré.

2° Alimenter et tonifier le malade dès le premier moment, redoutant de loin les défaillances du système nerveux.

Pour remplir la première de ces indications, les purgatifs salins ont, je crois, cause gagnée; je dois dire cependant en passant que l'eau de sedlitz du Codex contient une quantité de sel beaucoup trop considérable ; ajoutons aussi que l'acide carbonique libre, qu'elle contient, est souvent une contre indication pour des sujets déjà menacés de tympanite. J'emploie de préférence les eaux de Pullna, d'Hunyadi-Janos, de Montmirail, etc.

Quant à la médication réconfortante, elle conduit presque toujours à l'emploi du quinquina et particulièrement du sulfate de quinine. Ce dernier surtout est précieux, son influence toujours salutaire pourrait faire supposer qu'il agit à la fois comme tonique du système nerveux , et peut-être comme modérateur des actes morbides qui produisent l'altération du sang.

Il est inutile d'énumérer la série des toniques dont l'emploi varié peut rendre des services ; je citerai cependant le *thé*, une ressource trop délaissée à mon avis.

On ne peut toucher, si peu que ce soit, à la question du traitement de la fièvre typhoïde, sans dire un mot au sujet des bains froids. Ce moyen est absolument impossible dans la pratique rurale ; du reste, si j'exerçais dans d'autres conditions, et si jamais je me croyais autorisé à traiter la fièvre typhoïde en ne combattant qu'un seul symptôme, je serais tenté de plonger mes malades plutôt dans de l'eau chaude que dans de l'eau froide ; je serais peut-être séduit par cette pensée que l'élévation de la température constitue une tendance médicatrice et je chercherais à la favoriser en songeant aux poules de M. Pasteur.

BIBLIOTHÈQUE NATIONALE R.F. IMPRIMÉS

Dr REYBERT.

Saint-Claude, le 15 janvier 1879.

Saint-Claude. – Imprimerie de Ve Enard.

Corallien

La Bienne.

Sources

Noire . Combe

Origine des Sources

Glaciaire

Corallien

Portlandien

Néocomien . Ter. crétacé .

Terrain Jurassique

www.ingramcontent.com/pod-product-compliance
Ingram Content Group UK Ltd.
Pitfield, Milton Keynes, MK11 3LW, UK
UKHW020537230726
13925UKWH00005B/2332

9 782016 159637